Contra el estrés

Contra el estrés

Escrito por
Tom McGrath

Ilustraciones de
R.W. Alley

SAN PABLO

Centro Iberoamericano de Editores Paulinos (CIDEP):
Barcelona, Bogotá, Buenos Aires, Caracas, Lima, Lisboa,
Los Ángeles, Madrid, México, Miami, Nueva York, Panamá, Quito,
Santiago de Chile, San José de Costa Rica, São Paulo, Sevilla.

5.ª edición

Título original: *Stress Therapy*
Traducido por *Adoración Pérez*

Distribución: SAN PABLO. División Comercial
Resina, 1. 28021·Madrid * Tel. 917 987 375 - Fax 915 052 050
ISBN: 84-285-2012-7
Depósito legal: M. 20.098-2003
Impreso en Artes Gráficas Gar.Vi. 28970 Humanes (Madrid)
Printed in Spain. Impreso en España

Antes de empezar

La tensión es algo natural en la vida. Aparece cuando hay que enfrentarse a retos y oportunidades. La vida está llena de acontecimientos —grandes o pequeños, felices o tristes— que causan tensión.

La tensión es favorable cuando activa la creatividad, la valentía y la sensación de estar vivo. A veces nos advierte de que estamos actuando en contra de nuestras ideas. Cuando necesitas fuerza para reaccionar ante los errores, cambiar un hábito nocivo o defender un valor importante en la vida, el estrés puede ser la señal que te ponga en guardia.

Pero no es bueno que nuestro cuerpo esté constantemente en tensión. Las reacciones físicas propias del estrés son buenas a corto plazo; en cambio, largos períodos de tensión ocasionan problemas como enfado crónico, frustración, dolor de cabeza, tensión muscular, y hasta problemas cardíacos.

El estrés continuado pone en peligro incluso el bienestar espiritual. Cuando uno está preocupado y ansioso, con los nervios de punta y receloso, no puede abrirse a la bondad de la vida. Es difícil abrirse al amor cuando nos sentimos acosados.

Con sus alegres ilustraciones, *Contra el estrés* te ayudará a reconocer los momentos de estrés en tu vida y la manera de enfrentarte a él. Las sabias y sanas «normas» de este librito te ofrecen sugerencias para dominar el estrés; podrás así afrontarlo con actitud realista, despreocupada y eficaz.

1.

La mejor forma de controlar
el estrés consiste en convencerse
de que, a pesar de toda apariencia
de caos, el mundo está
fundamentalmente en orden.
Refuerza esta idea y podrás
sentar las bases para dominar
el estrés y mejorar tu calidad
de vida.

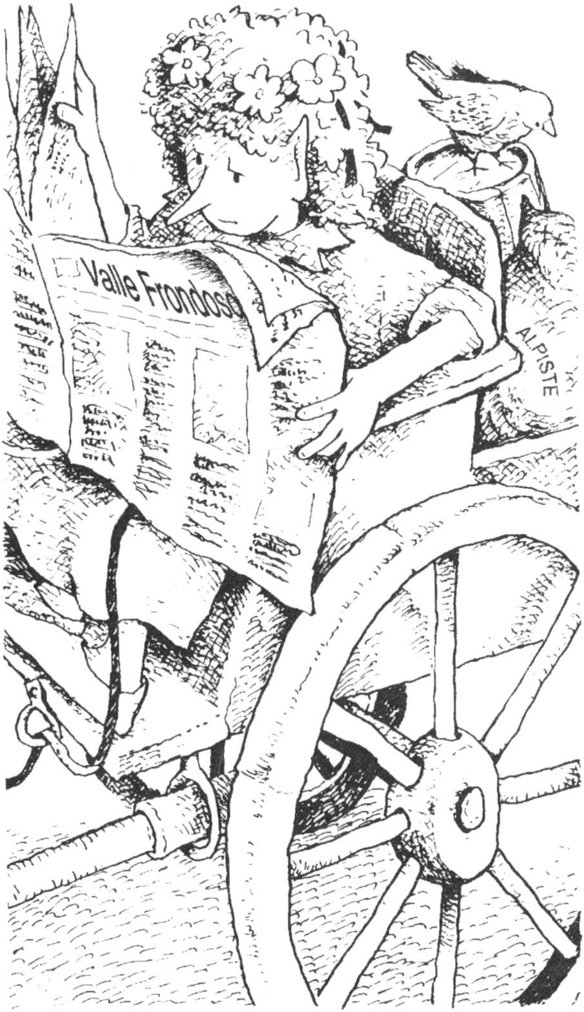
Valle Frondoso
ALPISTE

2.

El grado de estrés que hay
en tu vida no es consecuencia
de lo que ocurre a tu alrededor
sino más bien del modo en que
tú reaccionas ante
los acontecimientos. Obsérvate
y comprenderás hasta qué punto
tus reacciones reducen
o aumentan el estrés en tu vida.

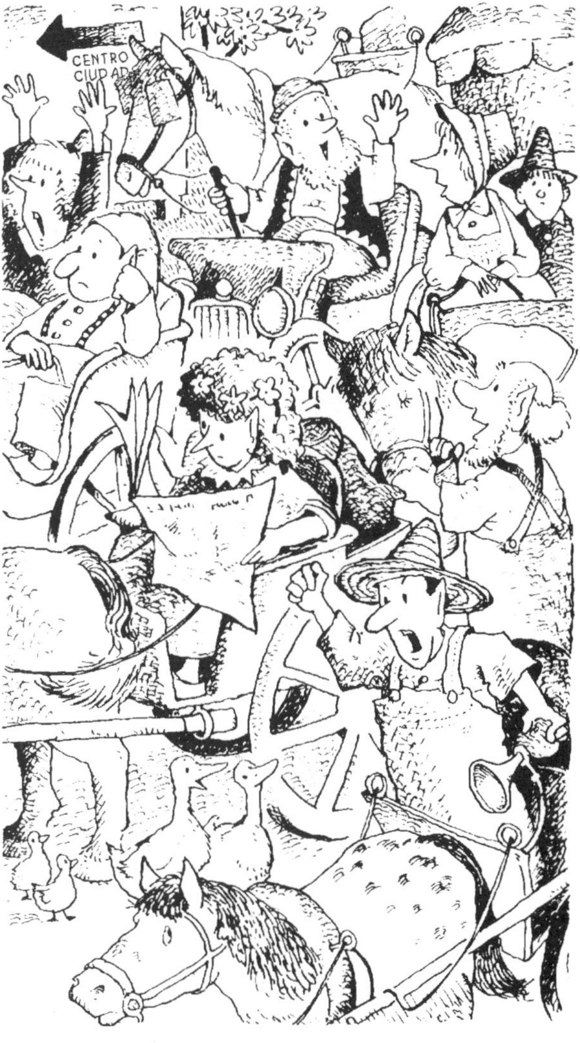
CENTRO
CIUDAD

3.

Hay quienes se precipitan
de una cosa a otra arrastrados
de tal manera por la ambición
y el éxito que acaban olvidando
por qué razón han llenado su vida
de tanta tensión. Modera
la marcha y fíjate bien.
Tal vez te estés perdiendo
lo mejor de la vida.

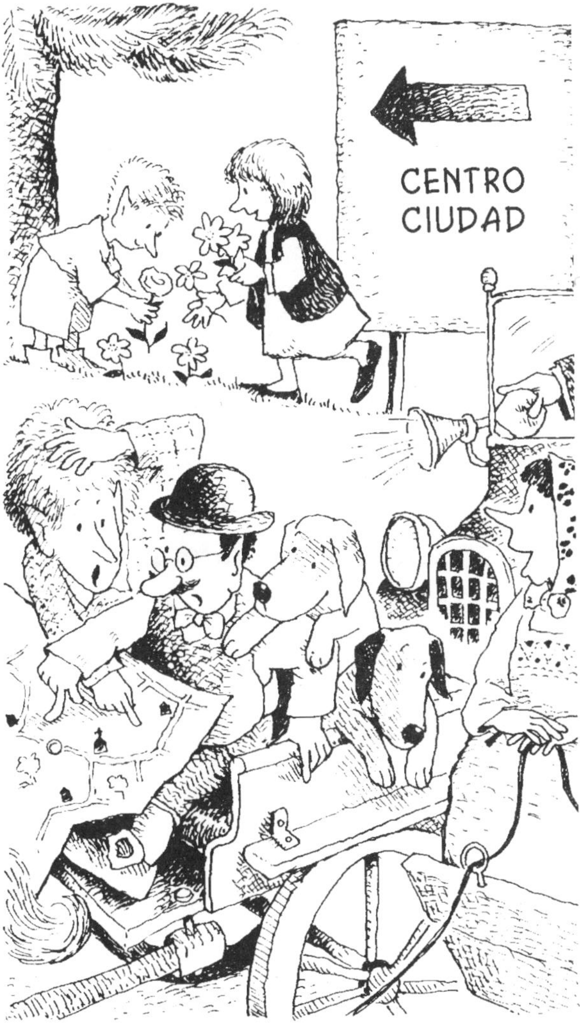
CENTRO
CIUDAD

4.

Hay personas que viven
como una catástrofe cada bache
que se encuentran
por la autopista de la vida
y siempre están temiendo lo peor.
No te quedes paralizado ante
tu temor a lo desconocido
y lo incontrolable.

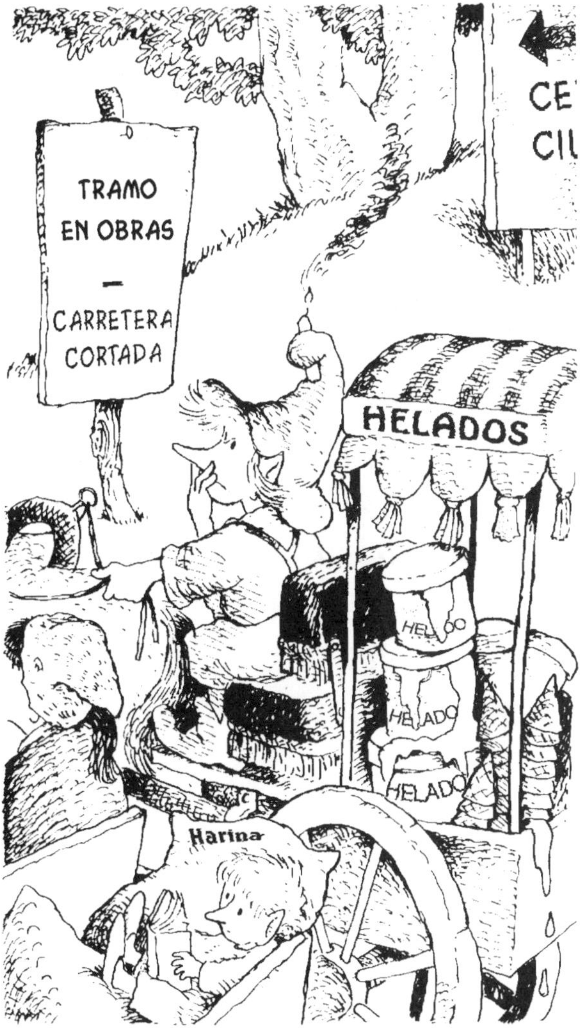
TRAMO
EN OBRAS
—
CARRETERA
CORTADA
HELADOS
HELADO
HELADO
Harina

5.

Hay quien cree que la vida debería ser perfecta y exenta de preocupaciones. Esta convicción sólo lleva a aumentar todavía más el estrés cuando la realidad no se corresponde con las propias expectativas. Tómate la vida tal como es. Acepta sus altibajos con gracia y sentido del humor.

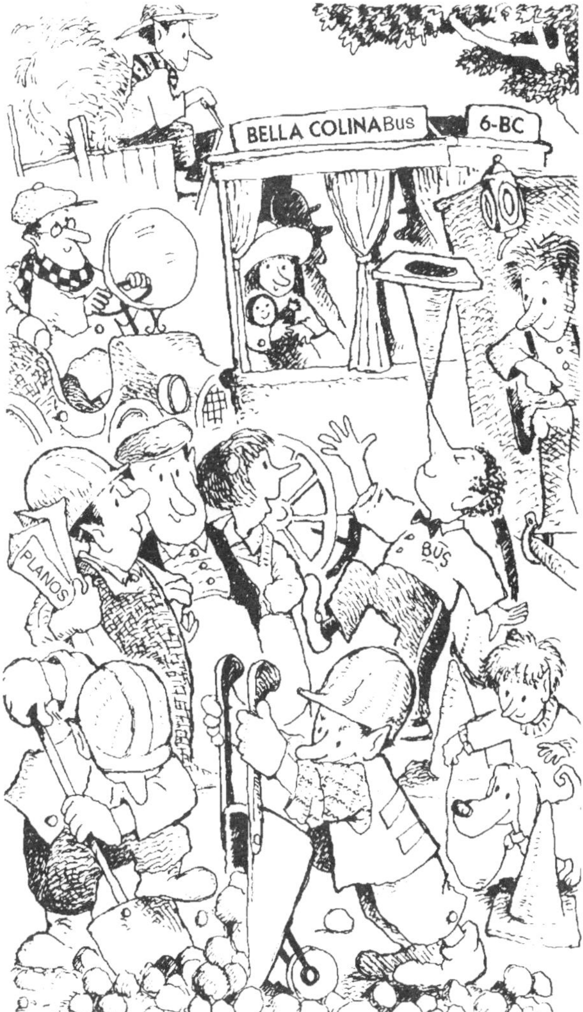
BELLA COLINA Bus
6-BC
PLANOS
BUS

6.

El estrés está en el ojo
(y en el corazón)
del que contempla. Cambiando
tu manera de ver las cosas,
puedes aliviar tu tensión
aun cuando las circunstancias
externas no cambien.

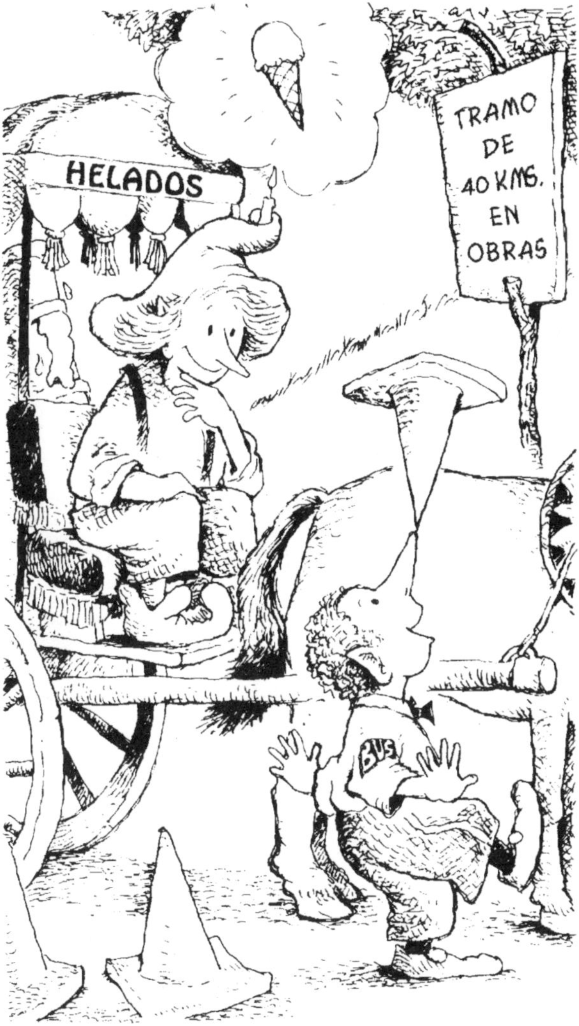
HELADOS
TRAMO DE 40 KMS. EN OBRAS
BUS

7.

No falta quien piensa que cada cual debe resolver sus propias dificultades por sí solo. Pero si tú sabes lo que puedes necesitar de los demás y tienes el valor de pedirlo, sufrirás menos estrés.

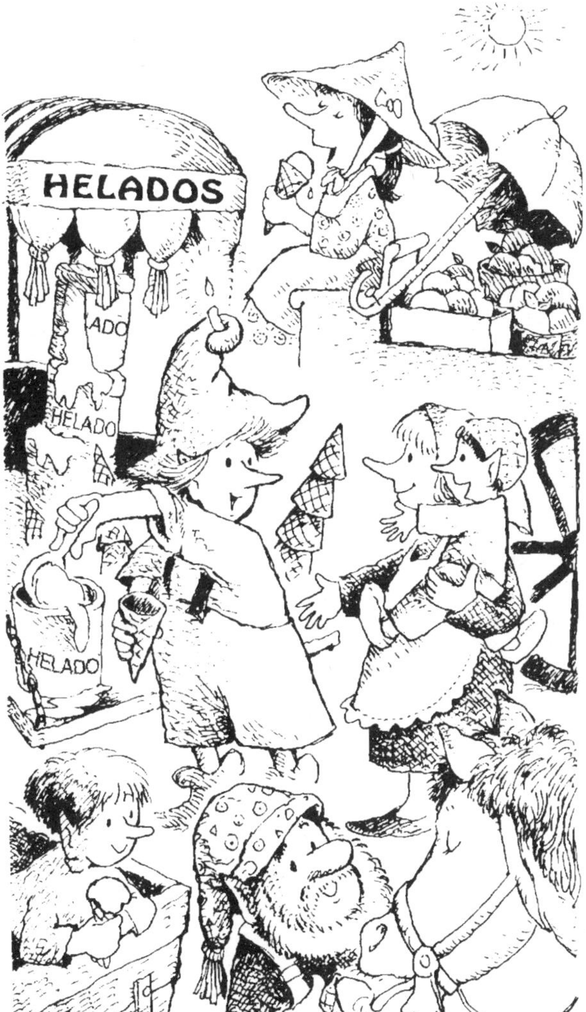
HELADOS
ADO
HELADO
HELADO

8.

Procurando comprenderte
y compadecerte a ti mismo tus
preocupaciones disminuirán.
No importa quién esté
o no de tu parte,
tú siempre puedes estarlo.

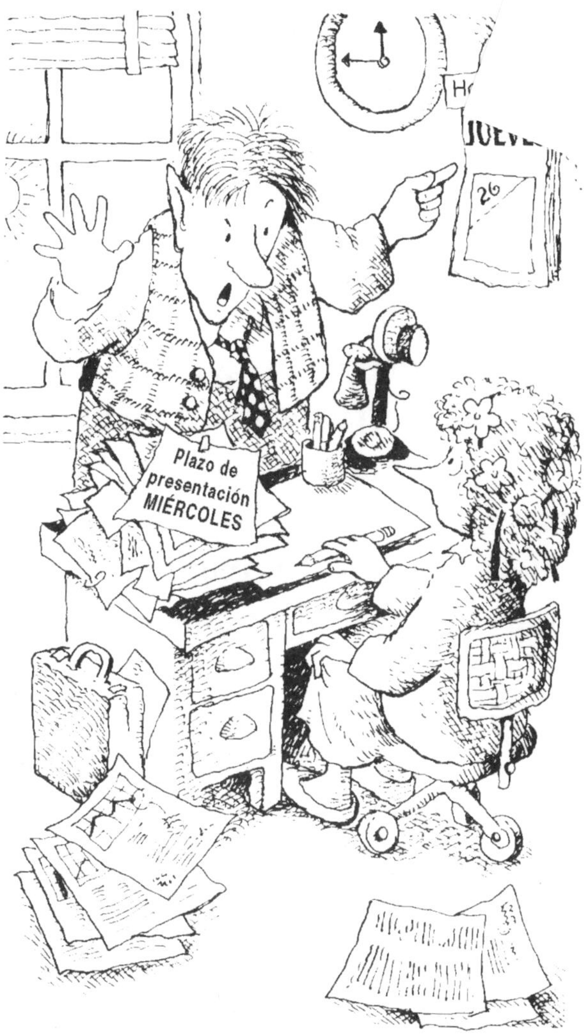
Plazo de
presentación
MIÉRCOLES
26

9.

Cuando te sientes tenso,
te encuentras particularmente
inclinado a criticarte a ti mismo
y más vulnerable a esa crítica
que se deja oír en tu cabeza
y en tu corazón. Enfréntate
a la autocrítica afirmando
tus habilidades y capacidades:
«Tengo talento, valgo mucho
y me quieren tal como soy»,
y créelo así.

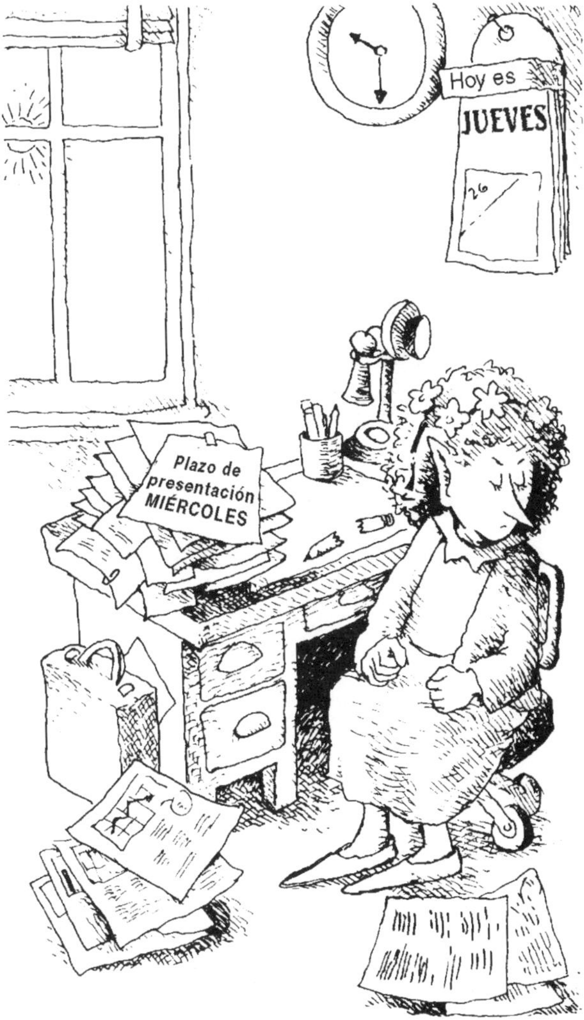
Hoy es
JUEVES
26
Plazo de presentación MIÉRCOLES

10.

Empeñarse en complacer siempre
a todos garantiza el estrés.
Es posible respetar y amar
a los demás sin hacer depender
tu vida de ellos.

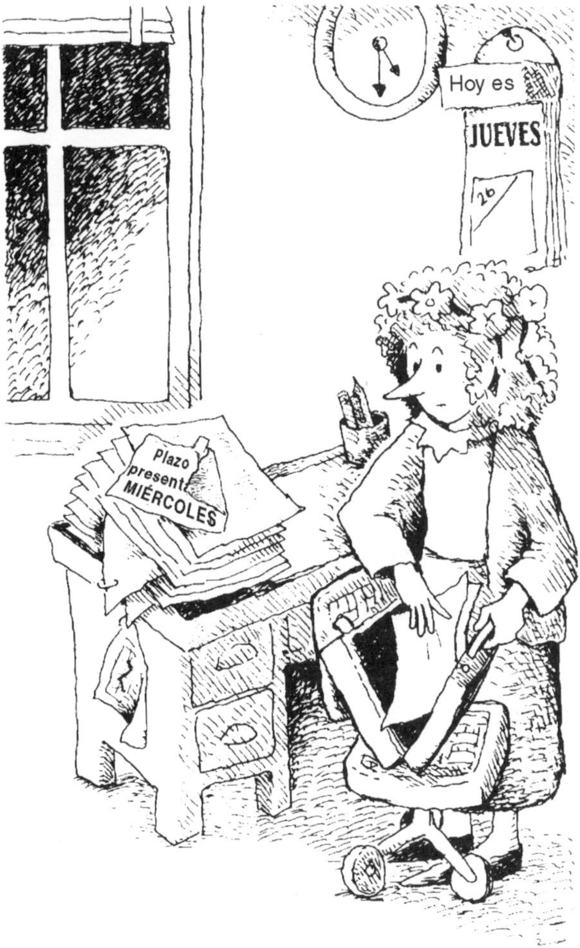
Hoy es
JUEVES
26
Plazo
present
MIÉRCOLES

11.

Cuando empieces a sentir ansiedad, pregúntate: «¿Cómo podría relajarme ahora?». Piensa en las técnicas de relajación que pueden ayudarte en ese momento: respirar profundamente, poner los pies en alto, escuchar música..., y ejercítalas.

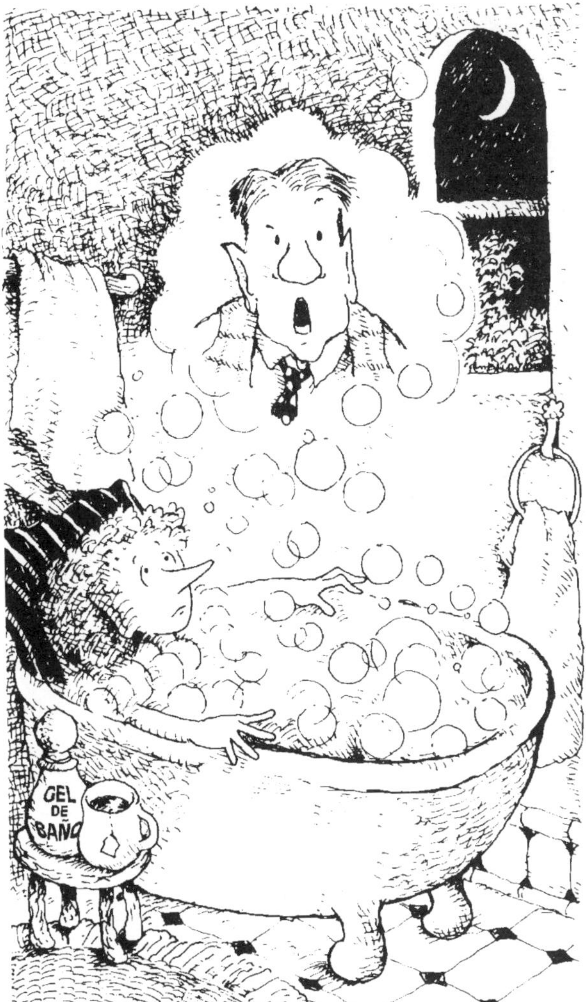
GEL DE BAÑO

12.

«Respira profundamente»
es una sabia sugerencia.
Hazte consciente
de tu respiración.
Deja que el aire descienda
poco a poco
hasta el abdomen y luego
exhálalo despacio, liberando
la tensión y la preocupación.

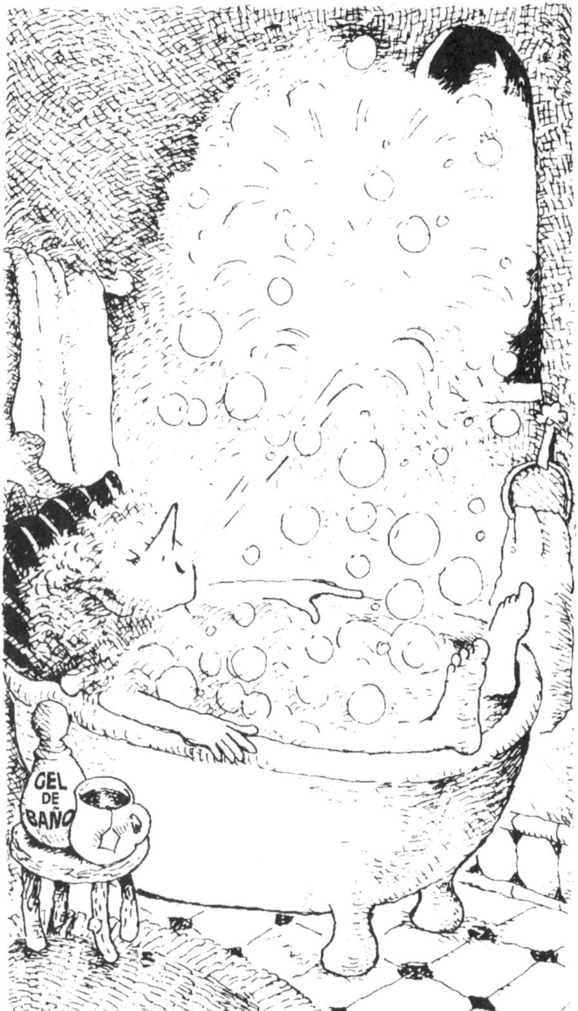
GEL
DE
BAÑO

13.

Hacer algo por los demás es una buena manera de reducir el estrés. Escribe una carta a un enfermo, telefonea a alguien que sepas que se siente solo, prepara unas pastas para los nuevos vecinos.

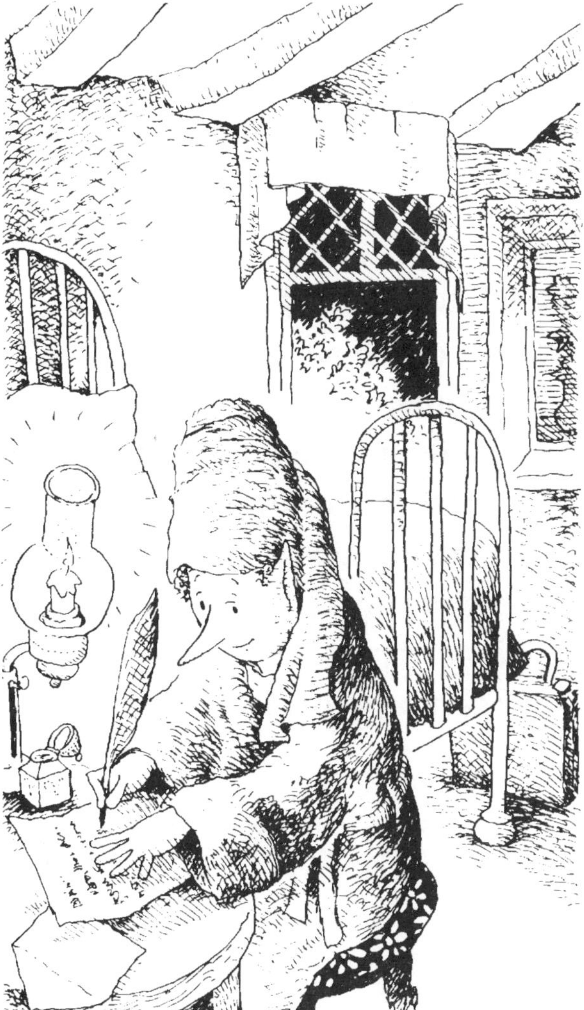

14.

El mundo es una desolación
para los que se sienten
excesivamente fatigados.
Procura dormir lo suficiente.
Podrás así aliviar ansiedades
y reponer fuerzas.
Tu subconsciente hallará
soluciones creativas
para cada problema.

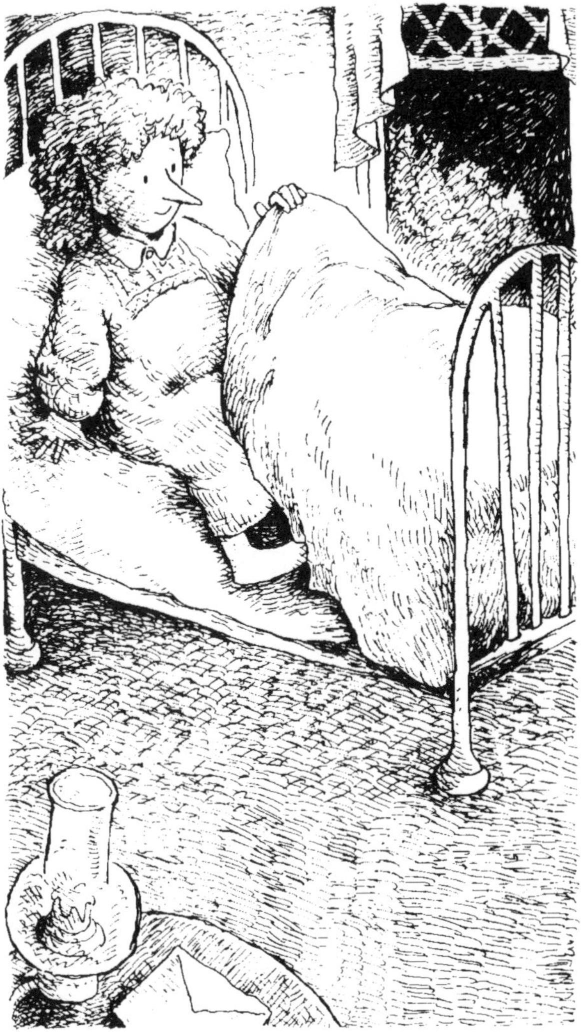

15.

Perdona a los demás de la misma forma que te perdonas a ti mismo. El resentimiento y el remordimiento malgastan energías ocupándose del pasado. Perdona y vive el momento presente.

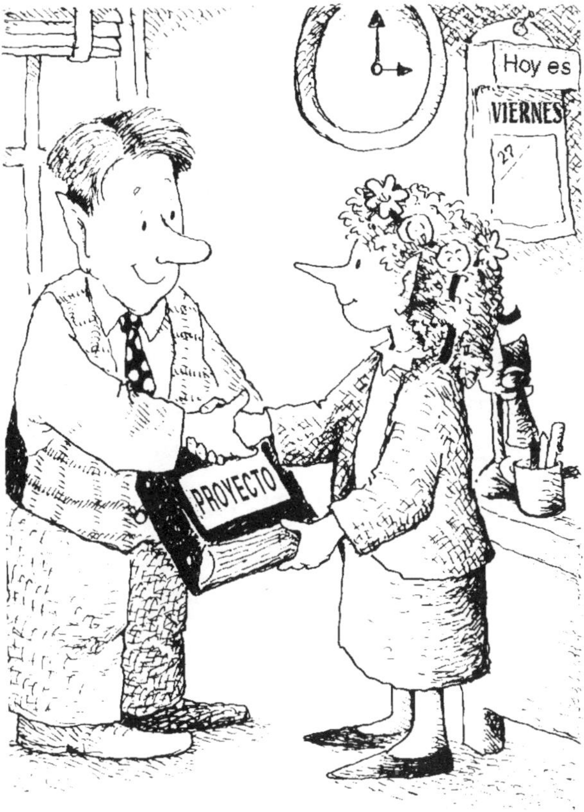
Hoy es
VIERNES
27
PROYECTO

16.

Sé fiel a tus más profundas
creencias y actúa según
te inspiren. Vivir de acuerdo
con los propios valores
proporciona una serenidad
capaz de ayudar hasta
en las peores circunstancias.

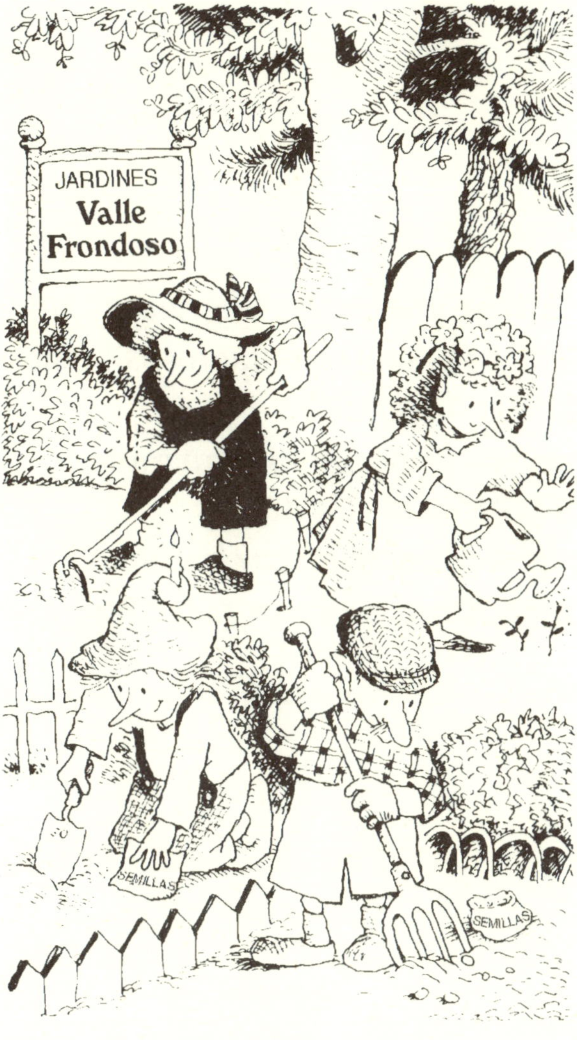
JARDINES
Valle
Frondoso
SEMILLAS
SEMILLAS

17.

Cultiva una actitud agradecida.
Si te fijas en los numerosos bienes
de que dispones,
tus preocupaciones perderán
importancia. Es difícil
que te domine el estrés cuando
tu corazón rebosa agradecimiento.

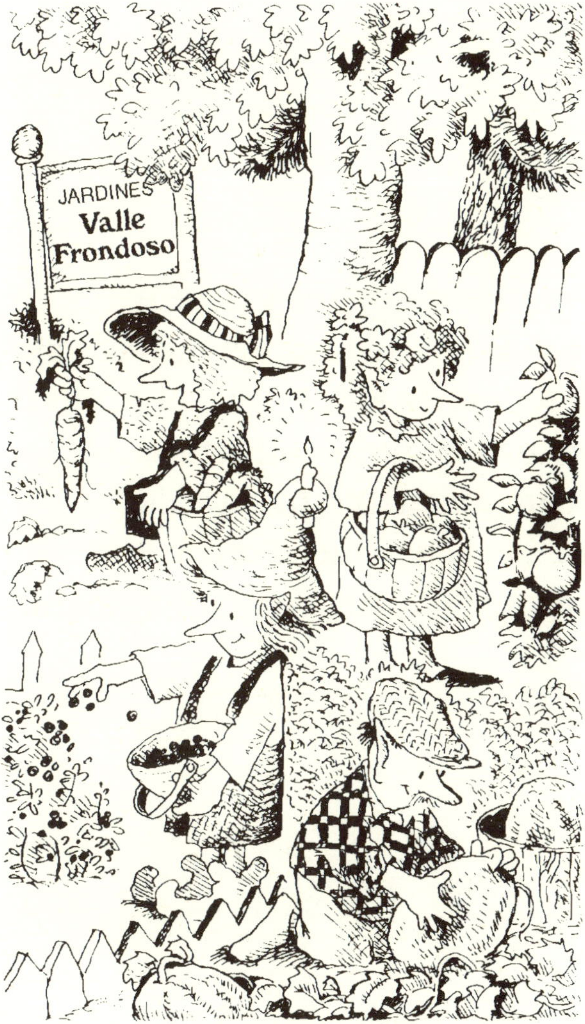
JARDINES
Valle
Frondoso

18.

Practica el arte de saborear
la vida: el gusto de un melocotón,
el aroma de la mañana, el canto
de los pájaros, el espectáculo
de un amanecer, la suavidad
de un cachorrillo. Detente,
mira y escucha.

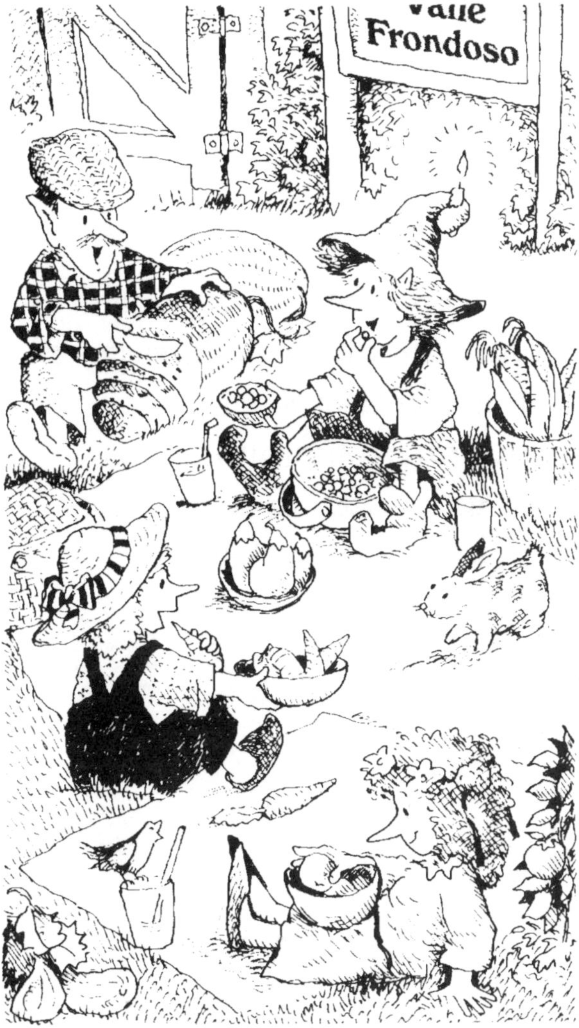
Frondoso

19.

Fíjate en lo que comes, cuándo y cómo. Engullir cualquier cosa y a toda prisa produce estrés y malestar. Tomar alimentos sanos en compañía de personas queridas fortalece el cuerpo y el alma.

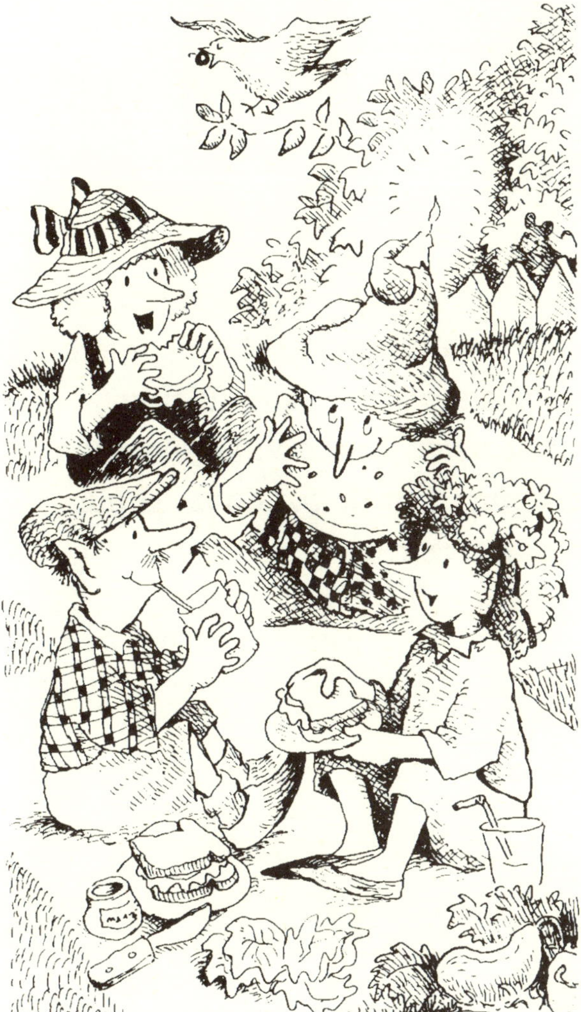

20.

Ríe. Ríe mucho. El buen humor es un poderoso antídoto contra el estrés. Adopta una visión humorística de la vida. Procura la compañía de personas capaces de hacerte reír.

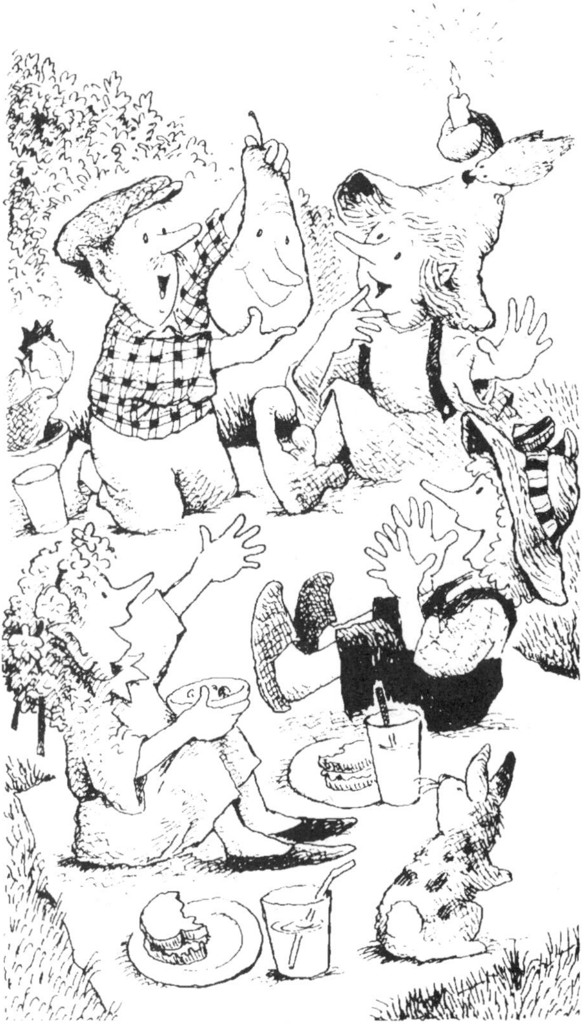

21.

El contacto humano es necesario para tener una buena salud. No te avergüences de abrazar o ser abrazado, estrechar la mano o apoyarte en el hombro de los demás. Los deportes, los juegos y el baile pueden ayudarte a conseguir un poco del contacto humano que necesitas.

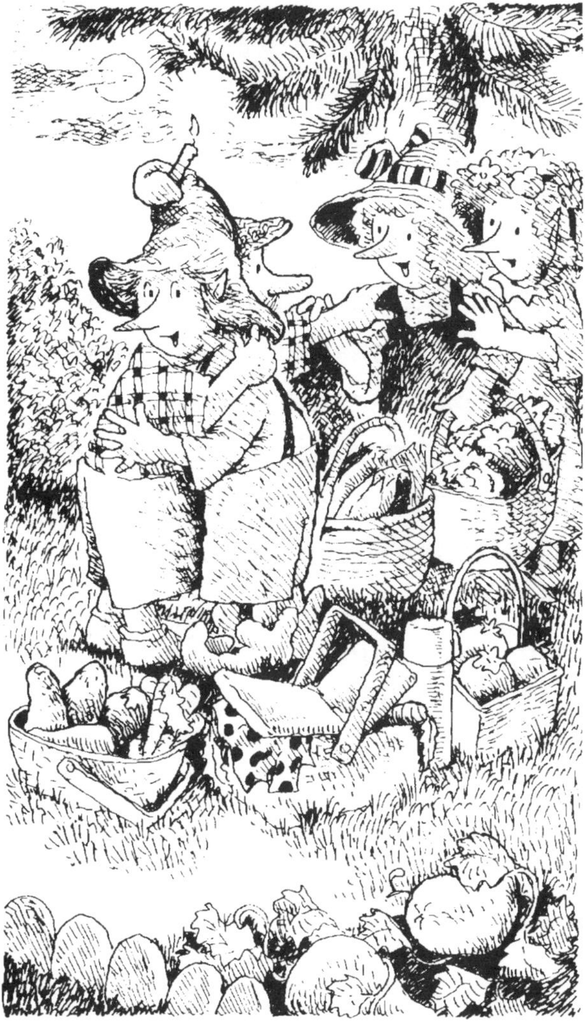

22.

El tiempo es un regalo precioso
que puede servirte para reducir
el estrés. Búscate como sea
un tiempo para ti,
sin interrupciones, sin televisión
y sin llamadas telefónicas.
Permite que tu alma
se ponga al día.

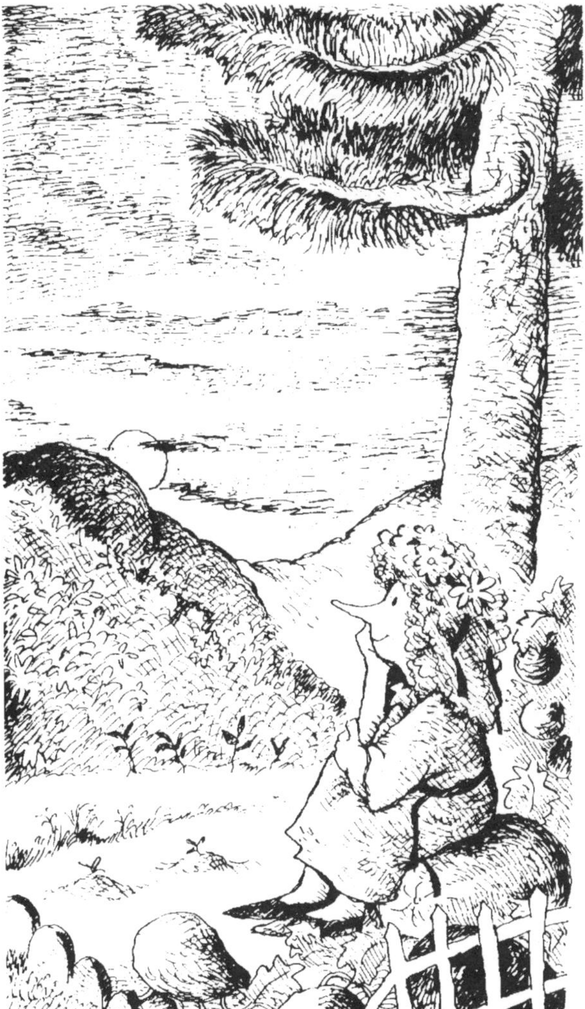

23.

Caminar con frecuencia
es un maravilloso ejercicio
contra el estrés.
Largos y tranquilos paseos
fortalecen la salud,
el corazón, la mente y el alma.
Caminar solos proporciona gratos
momentos de soledad; caminar
en compañía refuerza la amistad.

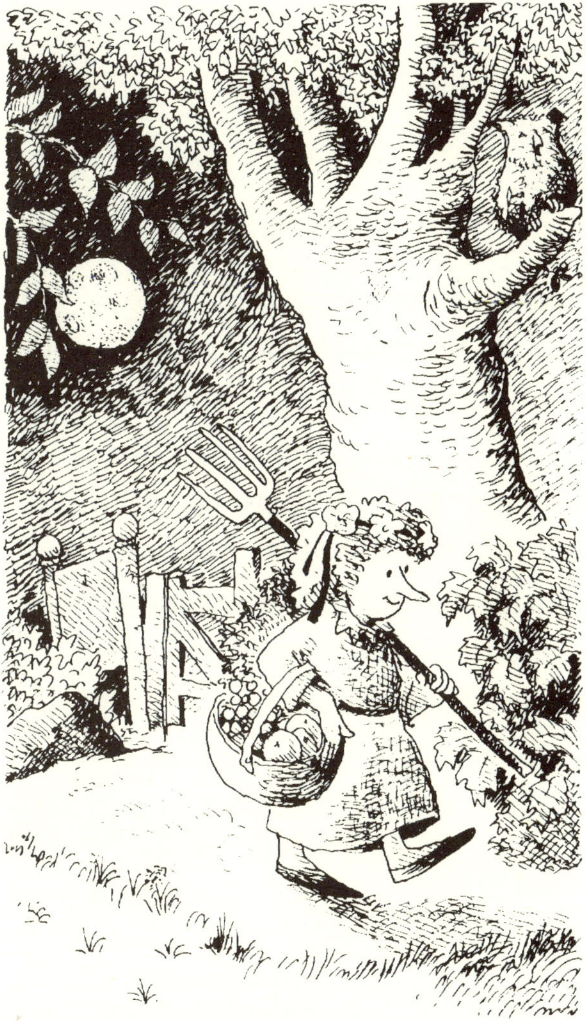

24.

El estrés puede aparecer
cuando varias obligaciones
se te acumulan; por ejemplo,
el trabajo y la familia. Reduce
el estrés planificando con tiempo
siempre que puedas, explicando
la situación a los interesados
y pidiendo ayuda para desarrollar
nuevas alternativas.
Y acepta el hecho
de que surgirán conflictos.

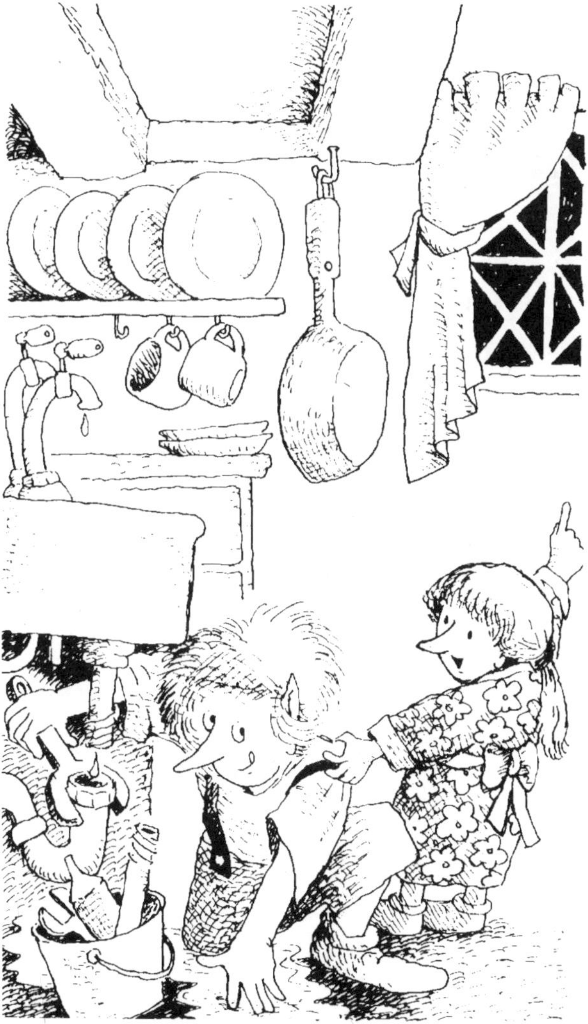

25.

Sé fiel a ti mismo para poder llevar a cabo lo que más te importa en la vida. Puedes liberarte de responsabilidades que ya no obedecen a su finalidad original y negarte a emprender nuevas tareas que no te sirven para nada.

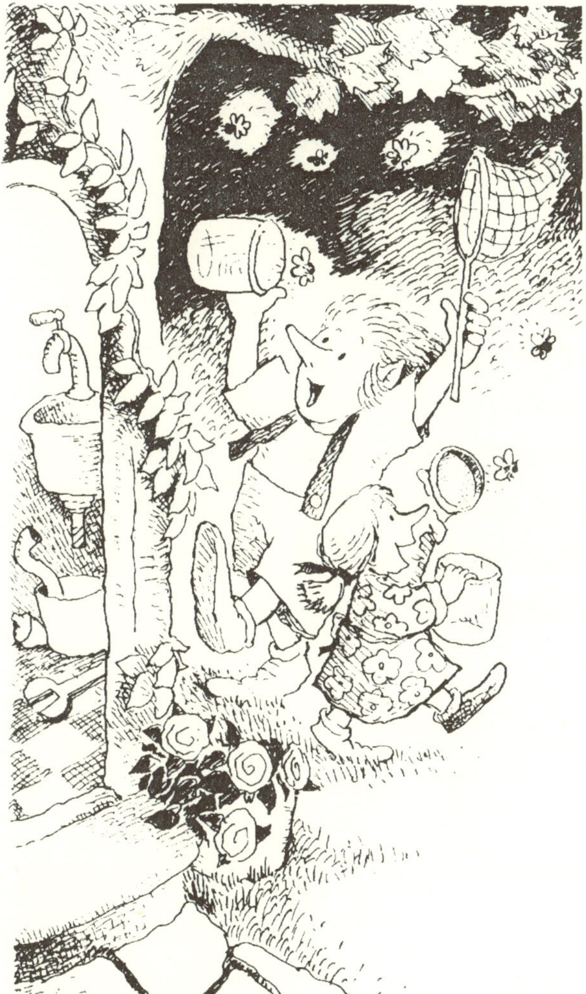

26.

Si sientes mucha tensión
en el trabajo, procura comprender
cuál es su causa concreta. Puede
tratarse de un exceso de trabajo,
plazos acuciantes, inseguridad
en el empleo, nuevas tecnologías
o compañeros de trabajo difíciles.

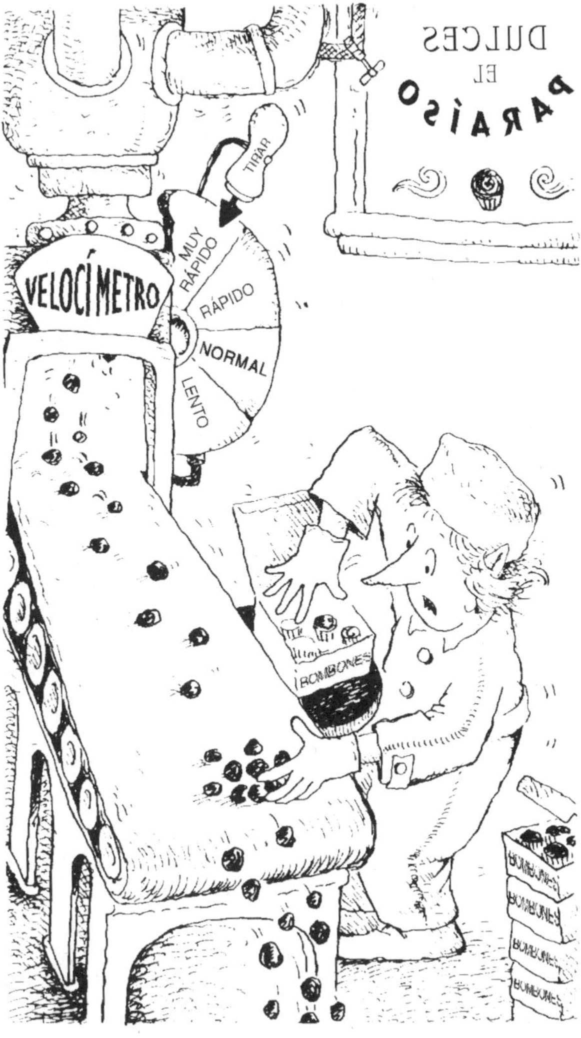
DULCES
EL
PARAÍSO
TIRAR
VELOCÍMETRO
MUY RÁPIDO
RÁPIDO
NORMAL
LENTO
BOMBONES
BOMBONES
BOMBONES
BOMBONES
BOMBONES

27.

Cuando hayas descubierto
la causa de tu malestar, considera
si tiene o no solución.
Si no te es posible cambiar
la situación, intenta cambiar
de actitud.

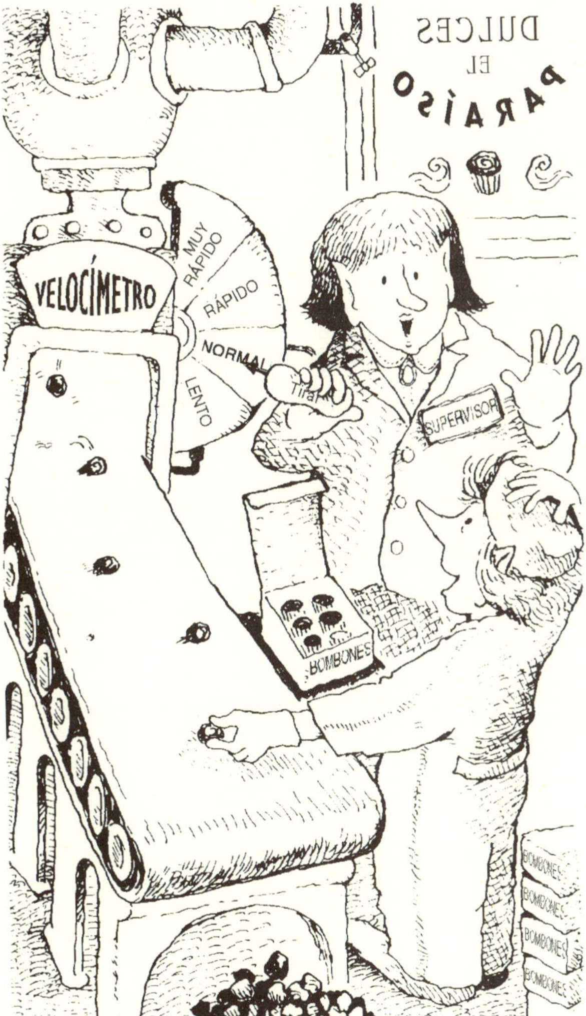
DULCES
EL
PARAÍSO
VELOCÍMETRO
MUY RÁPIDO
RÁPIDO
NORMAL
LENTO
Tirar
SUPERVISOR
BOMBONES
BOMBONES
BOMBONES
BOMBONES
BOMBONES

28.

Como medida preventiva, haz uso de técnicas relajantes durante tu jornada laboral: haz pequeños descansos saludables, mira por la ventana, da una vuelta por el edificio, saborea el café, el té o cualquier cosa que tomes.

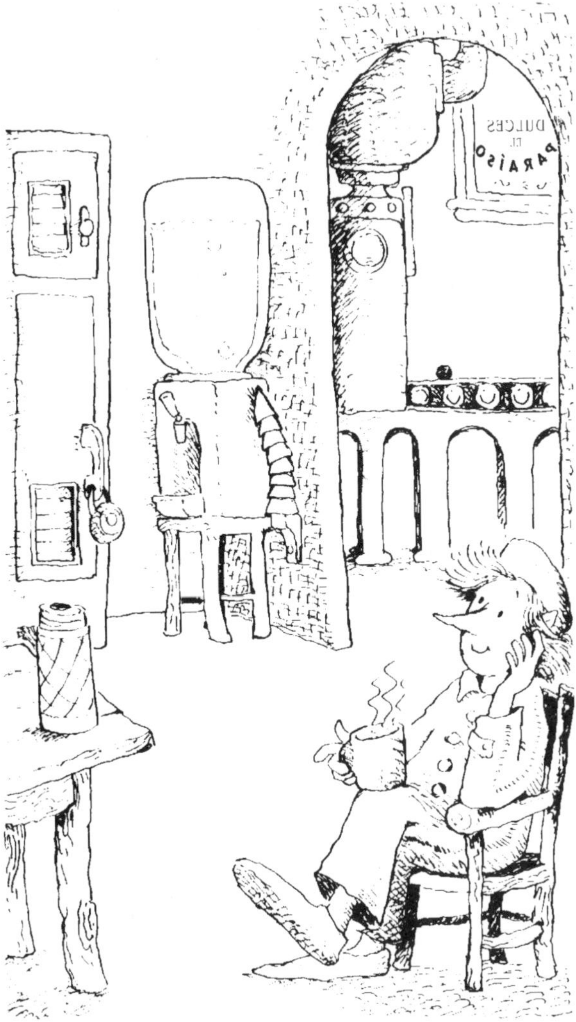
DULCES
EL
PARAÍSO

29.

Será mucho más fácil controlar
el estrés si tu vida y tu trabajo
tienen sentido. A dos trabajadores
se les hizo la misma pregunta:
«¿Qué estás haciendo?».
Uno respondió: «Estoy llevando
piedras de un lado a otro».
El otro dijo: «Estoy construyendo
una catedral». Piensa,
¿cuál es la misión de tu vida?

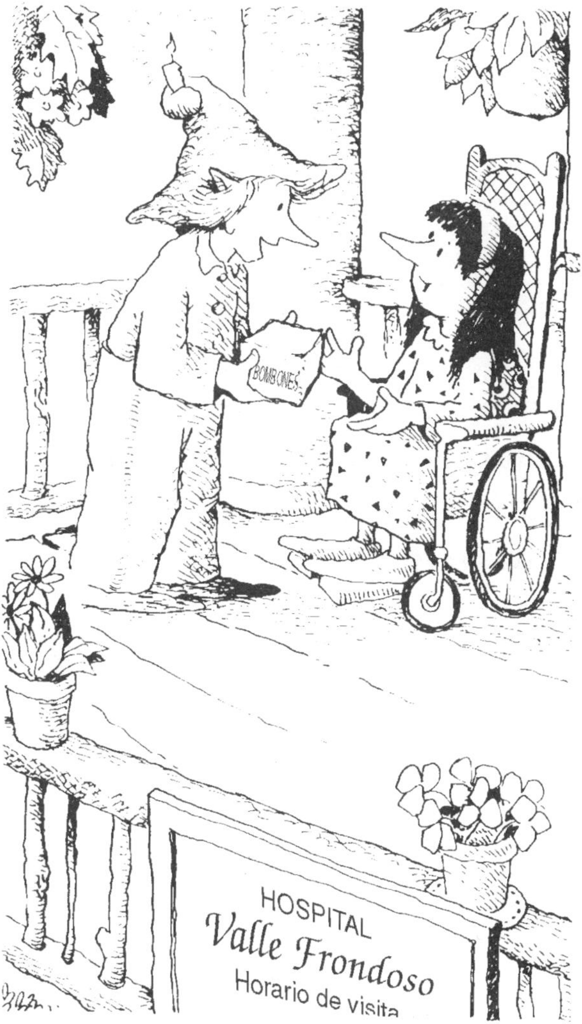
BOMBONES
HOSPITAL
Valle Frondoso
Horario de visita

30.

Haz algo creativo todos los días. El estrés puede hacerte sentir como si tu vida se fuera limitando paulatinamente. Actividades creativas como pintar, cocinar, bordar o tocar música amplían el sentido de la vida y elevan el espíritu.

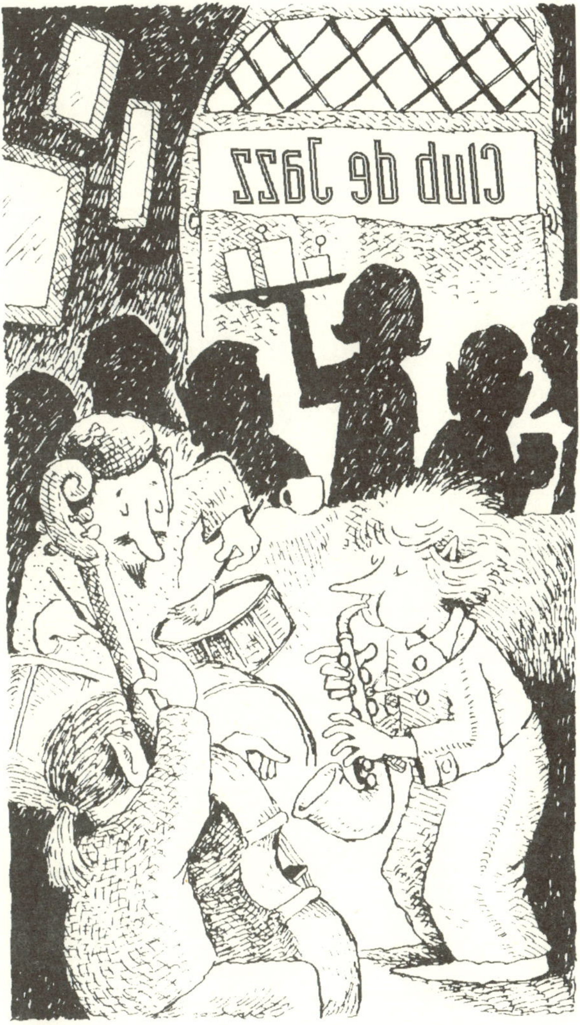
Club de Jazz

31.

Es posible que algunas facetas de tu vida hayan sido descuidadas durante períodos prolongados de estrés. Lucha por restablecer tu equilibrio. Saca tiempo para rezar, hacer ejercicio, pensar, leer, realizar alguna actividad física, estar solo, estar con otros.

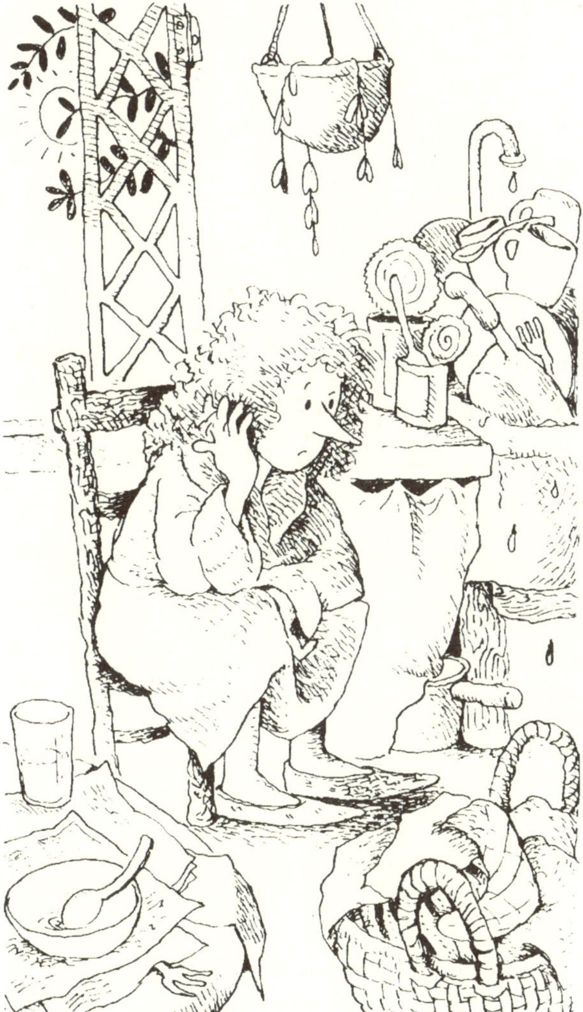

32.

Ciertas formas de enfrentarte
al estrés no hacen más que
empeorar la situación y pueden
indicar problemas más profundos
que es necesario afrontar.
Si reaccionas con drogas, abuso
de alcohol o atracones de comida,
enfados, o con un sentimiento
de inutilidad y autocompasión,
estás dañando seriamente tu vida.
Busca ayuda.

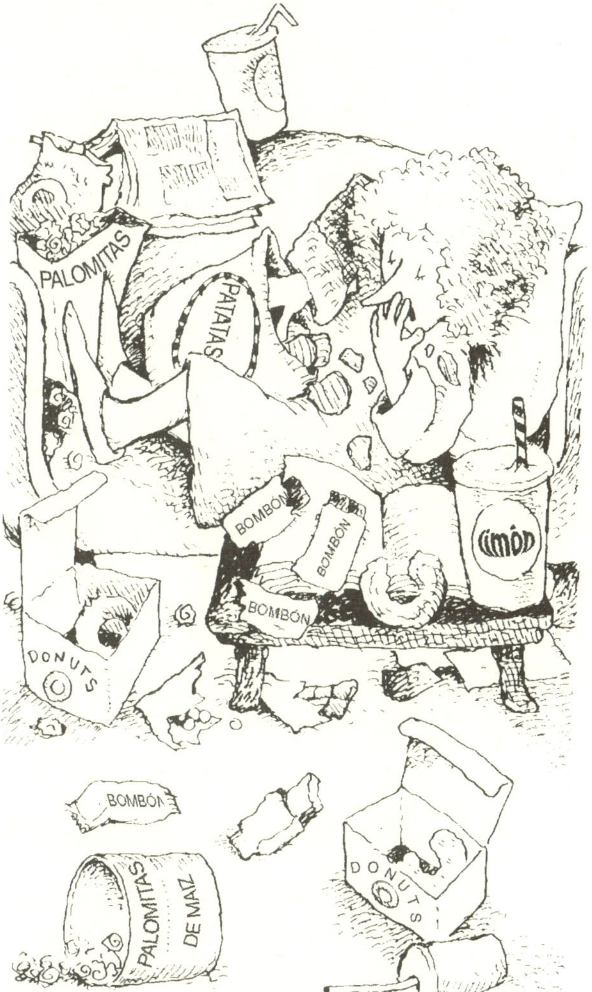
PALOMITAS
PATATAS
BOMBÓN
BOMBÓN
BOMBÓN
limón
DONUTS
BOMBÓN
PALOMITAS DE MAIZ
DONUTS

33.

Si la tensión que sientes
es excesiva o se prolonga
demasiado, puede que no consigas
remediar la situación por ti
mismo. No hay nada de malo,
sino todo lo contrario,
en buscar ayuda física,
espiritual y emocional
para poder superar
un período difícil.

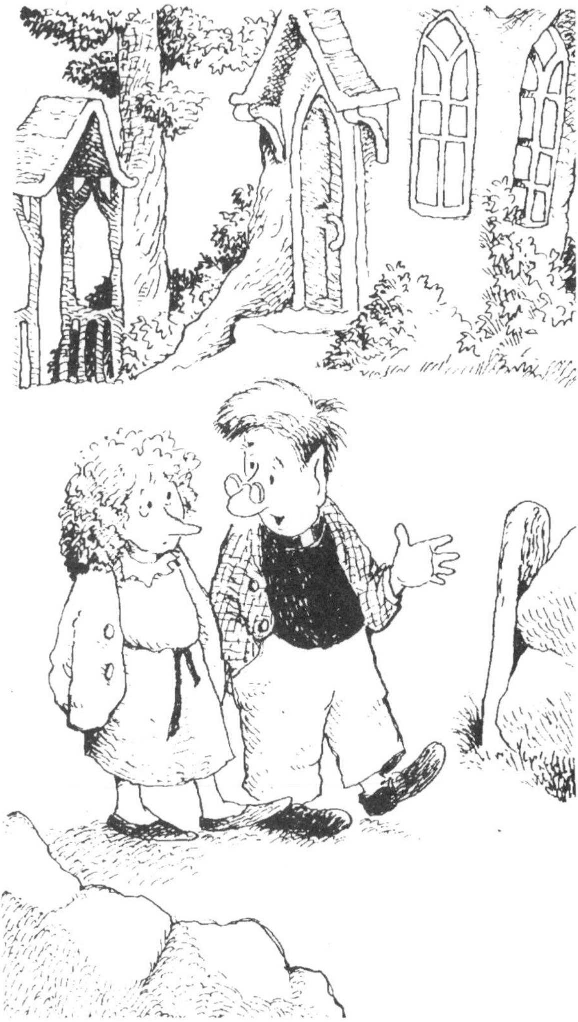

34.

La naturaleza cura. El canto de los pájaros, el reflejo del sol en la superficie de un lago, la noche cuajada de estrellas, ofrecen un bálsamo al corazón y al alma fatigadas. Cuando no puedas acercarte a la naturaleza, acerca la naturaleza a ti: compra una pecera, plantas, flores, o cultiva un diminuto jardín de interior.

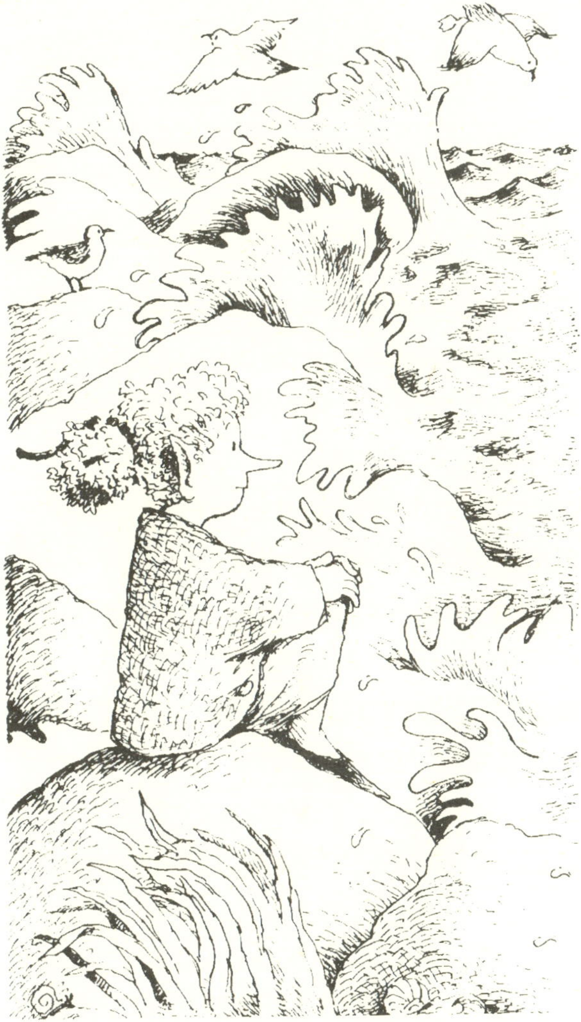

35.

La naturaleza es ejemplo de los cambios, permanencia, ciclos y armonía necesarias para iluminar tu vida. Los cambios de estación te enseñan que los tiempos difíciles pasan.
Mira cómo la tierra se adapta a los cambios: lo realmente importante es duradero.
Considera la realidad de la muerte y el renacimiento de la vida.

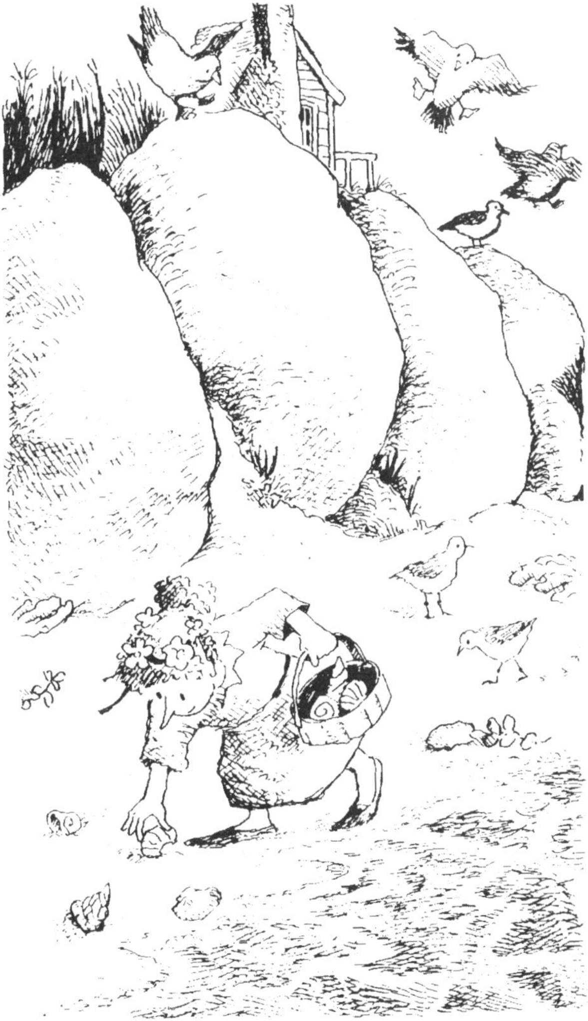

30.

Confía en que la vida
te facilitará lo que necesites.
Lo que proporciona serenidad
no es tener lo que uno quiere
sino querer lo que uno tiene.

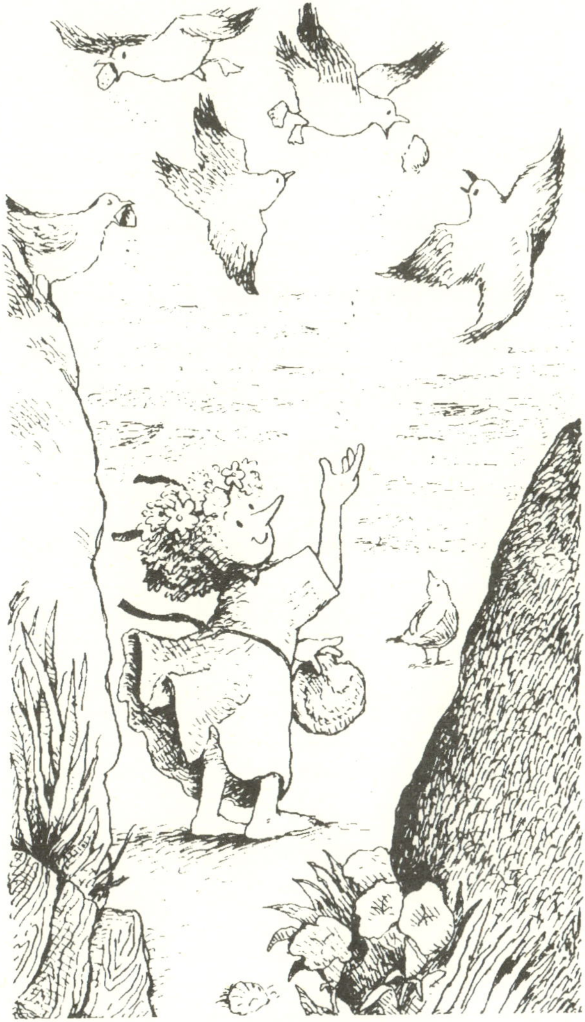

37.

El mejor remedio contra el estrés es recordar la verdad más profunda de la vida: que eres un ser amado. Cuando el estrés y sus consecuencias empiecen a asediarte escucha la voz de Dios que te dice: «Venid a mí cuando estéis cansados y agobiados y yo os aliviaré».

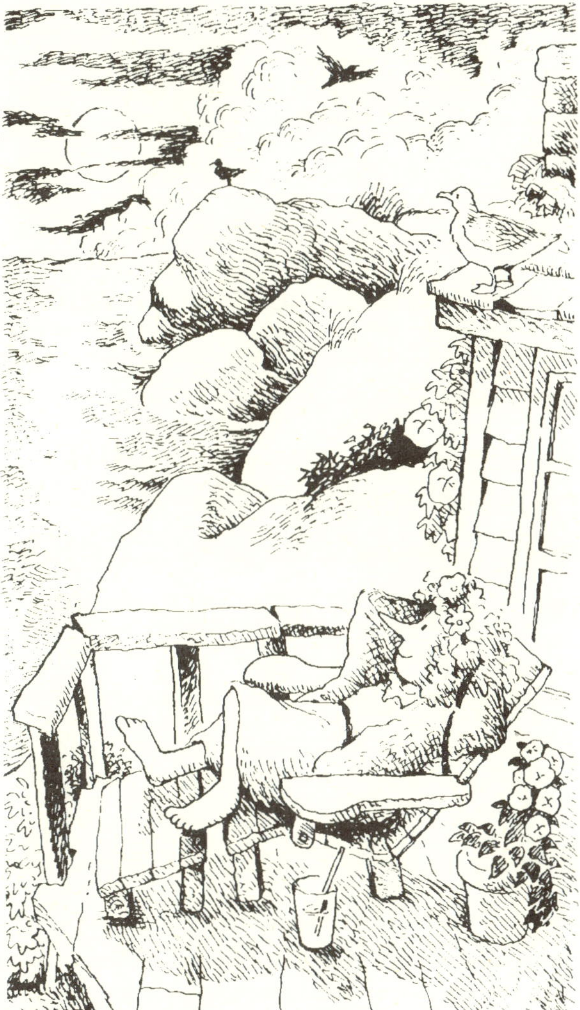

Tom McGrath es director editorial de Claretian Publications, editores de *U.S. Catholic, Salt of the Earth* y *Bringing Religion Home.* Vive en Chicago con su mujer, Kathleen, y sus dos hijas.

R. W. Alley es ilustrador de Abbey Press Elf-help Books y se dedica también a escribir e ilustrar libros para niños. Vive en Barrington, Rhode Island, con su esposa y sus hijos.